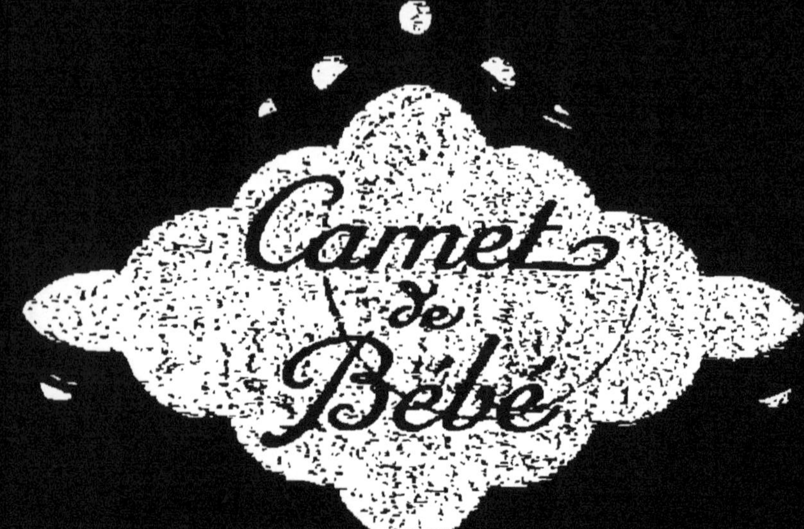
Carnet
de
Bébé

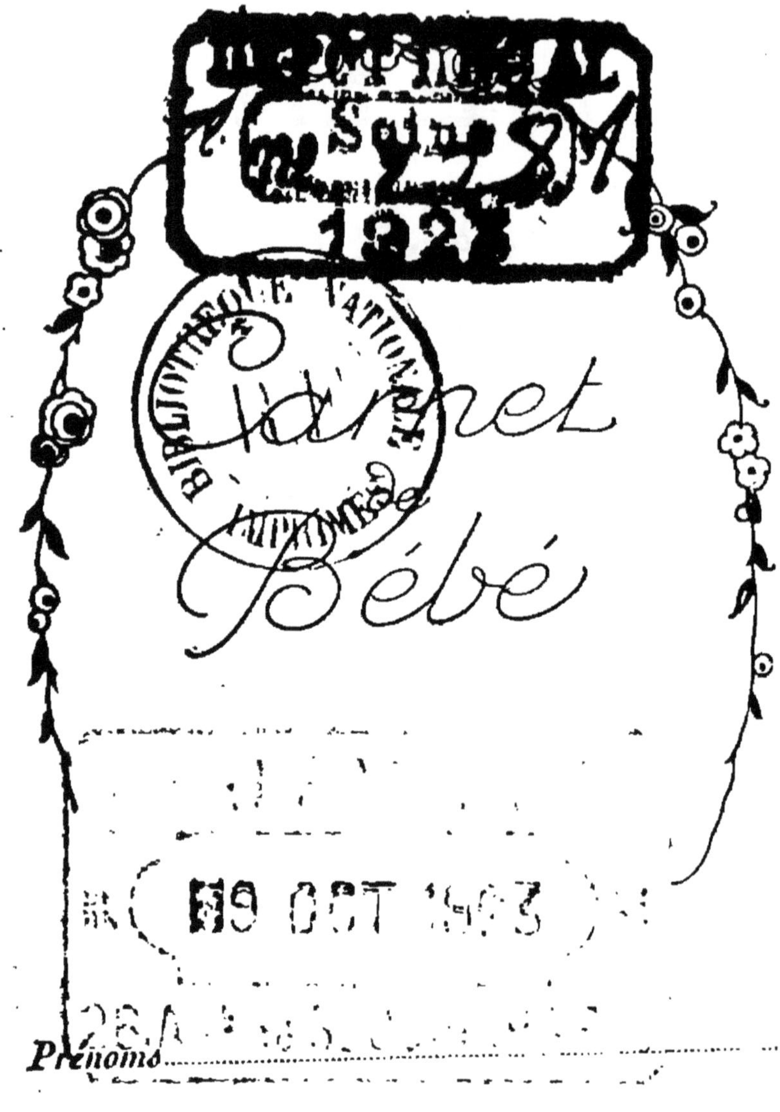

Prénoms

né.... le ...... 19 ......

à ...... heure ......

Le Carnet de Bébé a pour but de résumer, en quelques pages, les circonstances de la vie d'un enfant depuis sa naissance jusqu'à 2 ans. Il constitue le dossier hygiénique et médical de l'enfant.

En inscrivant méthodiquement sur ce carnet les indications qui y sont demandées, la jeune mère aura un résumé comparé de l'état de son enfant ; en suivant les prescriptions hygiéniques qui y sont indiquées, elle protégera son enfant dans le présent et dans l'avenir.

Dans le présent, car en comparant les résultats qu'elle a obtenu en pesant, mesurant, allaitant, sevrant, ou observant son enfant avec les résultats moyens recueillis dans les hôpitaux ou les pouponnières sur des enfants bien portants, la mère exercera un contrôle régulier, qui écartera souvent la maladie, l'affaiblissement ou l'insuffisance de développement du bébé. Munie de ces indications elle demandera très à propos, le cas échéant, une consultation médicale pour empêcher l'enfant de s'écarter de l'état de santé.

Dans l'avenir, car en présence d'une maladie constituée, la mère apportera au médecin consulté des indications précieuses écrites sur le bébé en présence duquel il se trouve et facilitera ainsi le diagnostic, le traitement et la guérison.

POIDS ET TAILLE DE L'ENFANT

A. POIDS.

1° Comment et quand peser? L'enfant doit être pesé nu le jour de sa naissance et pendant les 10 jours qui suivent, régulièrement à la même heure. La pesée se fera dans une chambre chaude pour éviter le refroidissement. Le matin, avant la tétée du réveil, est le meilleur moment pour peser. L'enfant sera pesé dans une nacelle d'osier ou sur un drap plié, posés soit sur une balance pèse-bébé, soit sur un large plateau de balance ordinaire.

Lorsque le poids de l'enfant ne permettra plus de le peser sur une balance ordinaire ou un pèse-bébé; on utilisera les balances spéciales qui se trouvent dans les pharmacies.

Chaque fois qu'il sera possible de peser l'enfant nu on devra le faire. Si cela est impossible il faudra le peser avec les mêmes vêtements, afin que les pesées soient comparables.

On choisira une heure de pesée (avant ou

après le repas) et on renouvellera les pesées à cette même heure.

2° **La Courbe de Poids.** — Pendant les 4 à 5 premiers jours qui suivent la naissance, l'enfant perd du poids (environ 100 grammes par kilog.) après le 5e ou le 6e jour, il reprend du poids et atteint de nouveau son poids de naissance vers le 10e jour. Cette perte, puis cet accroissement de poids sont une règle générale. On conçoit l'intérêt qu'il y a de peser un nouveau-né pendant les 10 jours qui suivent sa naissance, afin de contrôler que son poids ne s'abaisse ni trop, ni trop longtemps, et qu'il refait son ascension dans les délais normaux.

Après le 10e jour, les pesées peuvent être espacées (tous les 2 jours jusqu'au 30e jour).

Après le 30e jour, une pesée par semaine suffit. Il faudra s'assurer que le poids et la courbe ne s'écartent pas des poids moyens et de la courbe moyenne indiqués au graphique (page 12); s'ils s'en écartaient très sensiblement, il conviendrait évidemment de prévenir le médecin.

Du 10e jour au 6e mois, l'enfant augmente régulièrement de 20 à 30 grs. par jour, du 6e au 13e mois, l'augmentation de poids journalière est de 10 à 15 grs. (Prof. Marfan).

B. TAILLE.

Le contrôle de la taille de l'enfant de la naissance à 2 ans a une importance moindre que celui du poids, cependant, la jeune mère fera bien de mesurer le bébé tous les mois et de vérifier les écarts de sa taille avec le tableau des tailles moyennes (page 5).

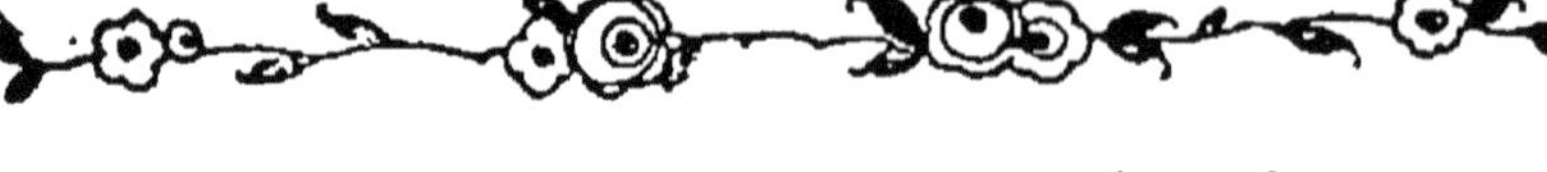

TAILLE DE BÉBÉ

POIDS & TAILLES MOYENS DES ENFANTS

AGE	GARÇONS		FILLES		TAILLE DE BÉBÉ
	POIDS	TAILLE	POIDS	TAILLE	
Naissance.	3^k250	0^m50	3^k000	0^m49	...
1 Mois. ..	4.000	0.52	3.750	0.51	..
2 — . ..	4.750	0.53	4.450	0.52	.
3 — . ..	5.450	0.55	5.100	0.54	....
4 — . ..	6.100	0.57	5.700	0.56	
5 — . ..	6.700	0.58	6.250	0.58	....
6 — . ..	7.250	0.60	6.750	0.59	....
7 — . ..	7.750	0.62	7.200	0.61	......
8 — . ..	8.200	0.64	7.600	0.63	....
9 — . ..	8.600	0.65	8.000	0.64	..
10 — . ..	8.950	0.67	8.350	0.66	... .
11 — . ..	9.250	0.69	8.700	0.68	..
12 — . ..	9.500	0.70	9.000	0.69	....
18 — . ..	10.500	0.73	10.000	0.74	....
2 Ans.. ..	11.340	0.77	10.800	0.77	....

NOTE. — Les chiffres des tableaux de poids et de taille qui figurent dans ce carnet sont des chiffres moyens, établis dans les hôpitaux et les pouponnières en prenant pour base les tableaux de pesées individuels. De très beaux enfants peuvent être beaucoup plus grands et plus lourds que les chiffres indiqués, de même que des enfants normaux et en bonne santé peuvent être plus petits et plus légers.

L'HYGIÈNE DE BÉBÉ

L'ALLAITEMENT.

La mère doit allaiter son enfant chaque fois qu'elle le peut. L'allaitement par une nourrice, l'allaitement mixte ou l'allaitement par le lait de vache ne seront institués qu'en cas d'impossibilité par la mère de nourrir partiellement ou entièrement.

ALLAITEMENT MATERNEL

1° **Quand donner la tétée?** — Il sera bon d'appliquer la méthode des tétées espacées:

1er jour, pas de tétée. — 2e jour, deux tétées: une le matin, l'autre le soir. — 3e jour, trois tétées: 7 heures, 10 heures, midi. — 4e jour, quatre tétées: 7 heures, midi, 5 heures du soir, 10 heures du soir. — 5e jour, cinq tétées: le matin, 7 heures, 10 h. 1/2; le soir, 3 heures, 6 h. 1/2, 10 heures.

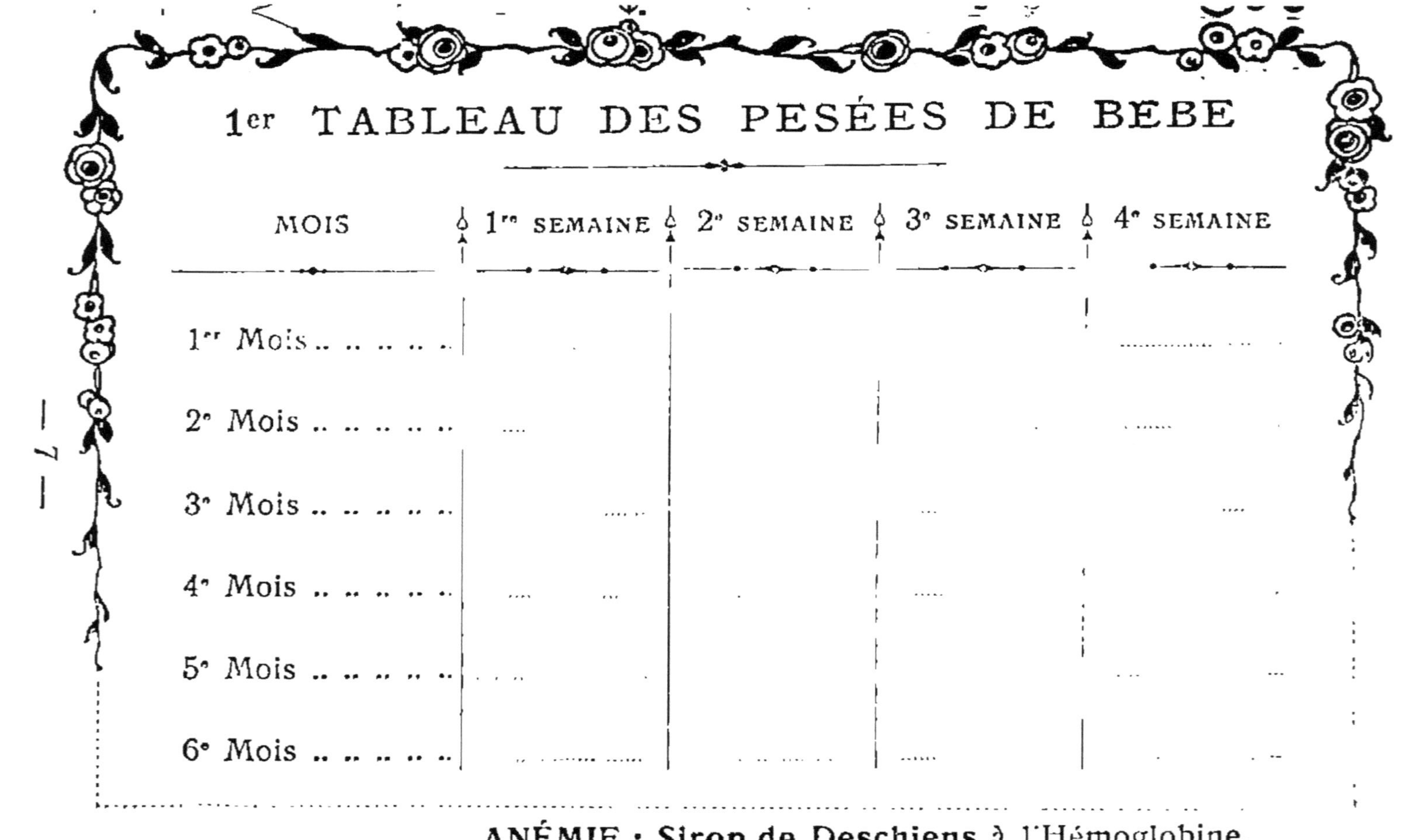

1er TABLEAU DES PESÉES DE BEBE

MOIS	1re SEMAINE	2e SEMAINE	3e SEMAINE	4e SEMAINE
1er Mois				
2e Mois				
3e Mois				
4e Mois				
5e Mois				
6e Mois				

— 6e jour et au-delà, six tétées : espacées de 3 heures, la première tétée, à 6 heures du matin ; la dernière, à 11 heures du soir, rien la nuit.

2° **Comment donner la tétee ?** — La mère donne successivement chaque sein. L'enfant doit, à chaque repas, téter 5 minutes à chaque sein, soit 10 minutes par repas. L'enfant ne doit jamais être gorgé jusqu'à rejeter du lait. La régurgitation du lait indique un encombrement des voies digestives pouvant, à la longue, déterminer des malaises.

3° **Règle importante.** — Les enfants doivent être parfaitement réglés. Si l'enfant dort au moment de la tétée, on le réveillera pour lui donner le sein. S'il crie avant la tétée il devra en attendre l'heure.

4° **Quelques indications utiles concernant les tétées.** — Le bout du sein doit être lavé avant et après chaque tétée, avec un peu de coton hydrophile imbibé d'eau bouillie tiède.

Faire la toilette de l'enfant avant de le mettre au sein, afin de le laisser au repos après la tétée, moment où il s'endort généralement.

Immédiatement après la tétée, tenir l'enfant quelques instants verticalement (tête en haut), jusqu'à ce que l'air qu'il a dégluti en tétant, soit expulsé par deux ou trois renvois.

Quelle quantité de lait donner ? Contrôler que la prise de poids journalière se fait normalement.

Consulter le tableau de la page 10.

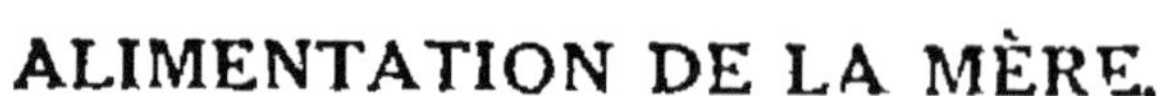

ALIMENTATION DE LA MÈRE.

Exclure de l'alimentation : Gibier, viandes faisandées, charcuterie (sauf jambon et langue), poisson (sauf le *poisson très frais*), coquillages, crustacés, fromages fermentés, choux, choux-fleurs, asperges, oignons, ail, épices en excès, cresson, salades, légumes crus, liqueurs.

Pour le reste, le régime doit être normal, les fruits crus seront mangés à dose prudente.

Comme boisson : Le vin (1/2 litre), le cidre (1/2 litre), l'eau conviennent parfaitement, la bière (1 litre), semble douée de propriétés galactogènes très marquées.

La plupart des médicaments s'éliminant par le lait, la mère s'en abstiendra sous peine de nuire à son enfant, sauf avis médical. La mère combattra l'anémie et la débilité qui sont la règle chez les accouchées et les femmes qui allaitent, en utilisant le Sirop de Deschiens à l'Hémoglobine vivante prescrit par l'élite du corps médical.

L'ALLAITEMENT MIXTE.

Lorsque la mère ne peut suffire à l'allaitement de l'enfant, l'alimentation sera complétée par du lait de vache *stérilisé,* dilué et sucré.

Pendant le premier mois, le lait doit être coupé de moitié d'eau bouillie *sucrée* (un morceau de sucre pour 100 gr. d'eau), les deuxième et troisième mois d'un tiers seulement. A partir de 4 mois le lait est bien digéré pur.

ALLAITEMENT

POIDS MOYENS DE LAIT A DONNER A L'ENFANT	PAR TÉTÉE	PAR JOUR
	Grs.	Grs.
Premier Jour (0 repas)	0	0
Deuxième — (2 repas).	25	50
Troisième — (3 repas).	30	90
Quatrième — (4 repas).	35	140
Cinquième — (5 repas).	40	200
Sixième — (6 repas).	40	240
Septième — (6 repas).	50	300
Jusqu'à 1 Mois (6 repas).	100	600
Deuxième — (6 repas). .. .. ,. ..	100	660
Troisième — (6 repas).	115	690
Quatrième — (6 repas).	125	750
Cinquième — (6 repas).	135	800
Sixième — (6 repas).	135	850
Au-delà	150	900 à 1.000

Comment stériliser le lait. — L'ébullition est le moyen le plus simple et le plus pratique, celui qui offre le plus de sécurité s'il est pratiqué judicieusement. Il sera bon de se servir toujours des mêmes ustensiles qui seront exclusivement réservés à cet usage.

Il faut veiller à ce que le lait bouille véritablement pendant 5 minutes, la montée de mousse ne doit pas être confondue avec l'ébullition. L'ébullition terminée, on pose le couvercle sur la casserole et on la met au frais. En été, il sera bon de l'envelopper, d'un linge propre, afin d'éviter que les mouches ne puissent venir souiller le lait. Ne pas perdre de vue que ces insectes sont les propagateurs d'un grand nombre de maladies.

L'ébullition en bouteilles fermées au bain-marie nécessite un appareil spécial; elle permet de stériliser les doses de lait dans leur biberon même. La provision de lait doit être renouvelée tous les jours.

On trouve dans le commerce des laits pasteurisés ou stérilisés portant sur les flacons toutes indications quant à leur emploi.

LE BIBERON.

Les biberons à long tube doivent être rejetés d'une façon absolue. On se contentera d'une bouteille graduée quelconque à laquelle sera adaptée une tétine en caoutchouc de fabrication française (y veiller). Immédiatement après chaque tétée, la bouteille sera nettoyée à l'eau bouillie très chaude ainsi que la tétine. Bouteille et tétine seront *bouillies* une fois par jour.

Graphique des

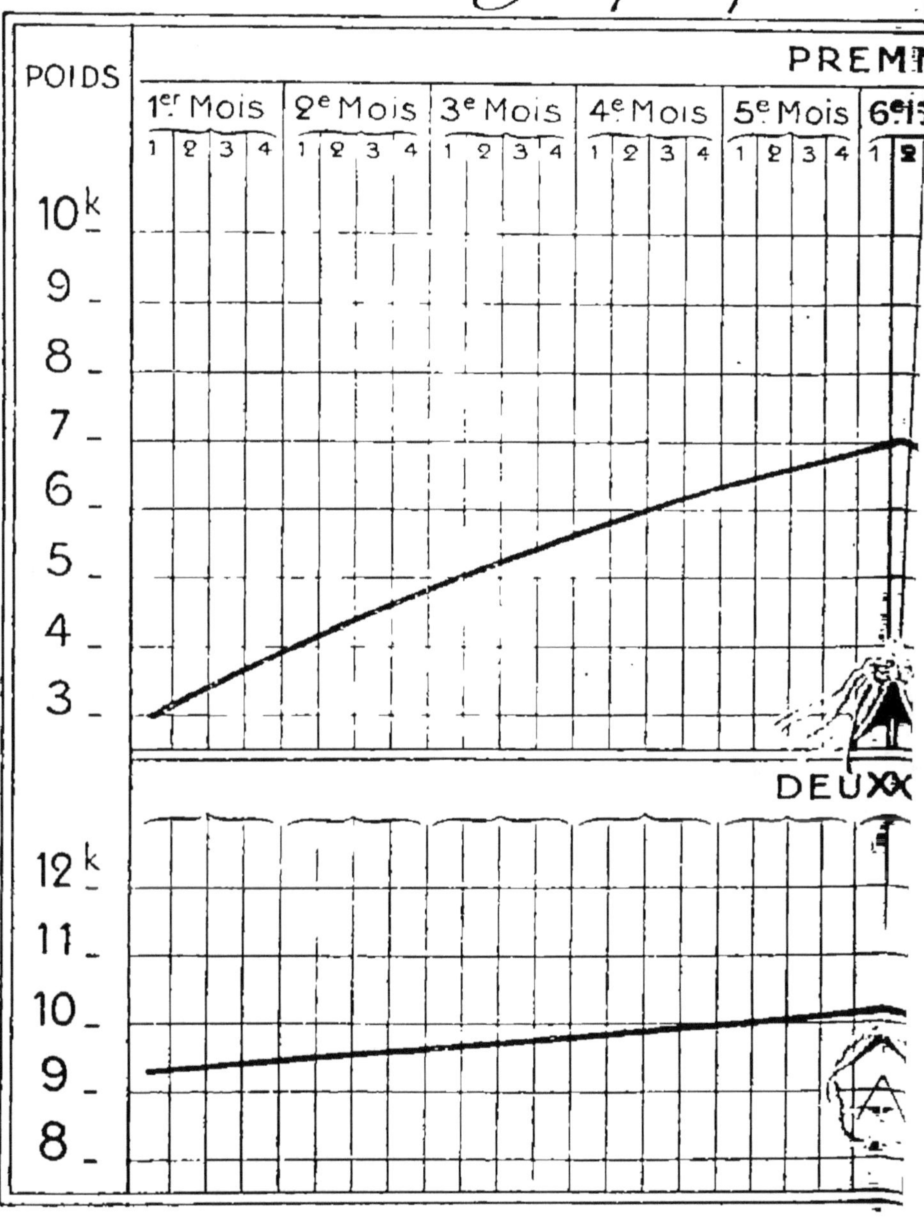

Chaque mois est divisé en 4 colonnes representant les semain
à hauteur de l'indication du poids, en réunissant tous les poin
Le trait noir represente la courbe des poids d'un enfant mo

...sées de Bébé

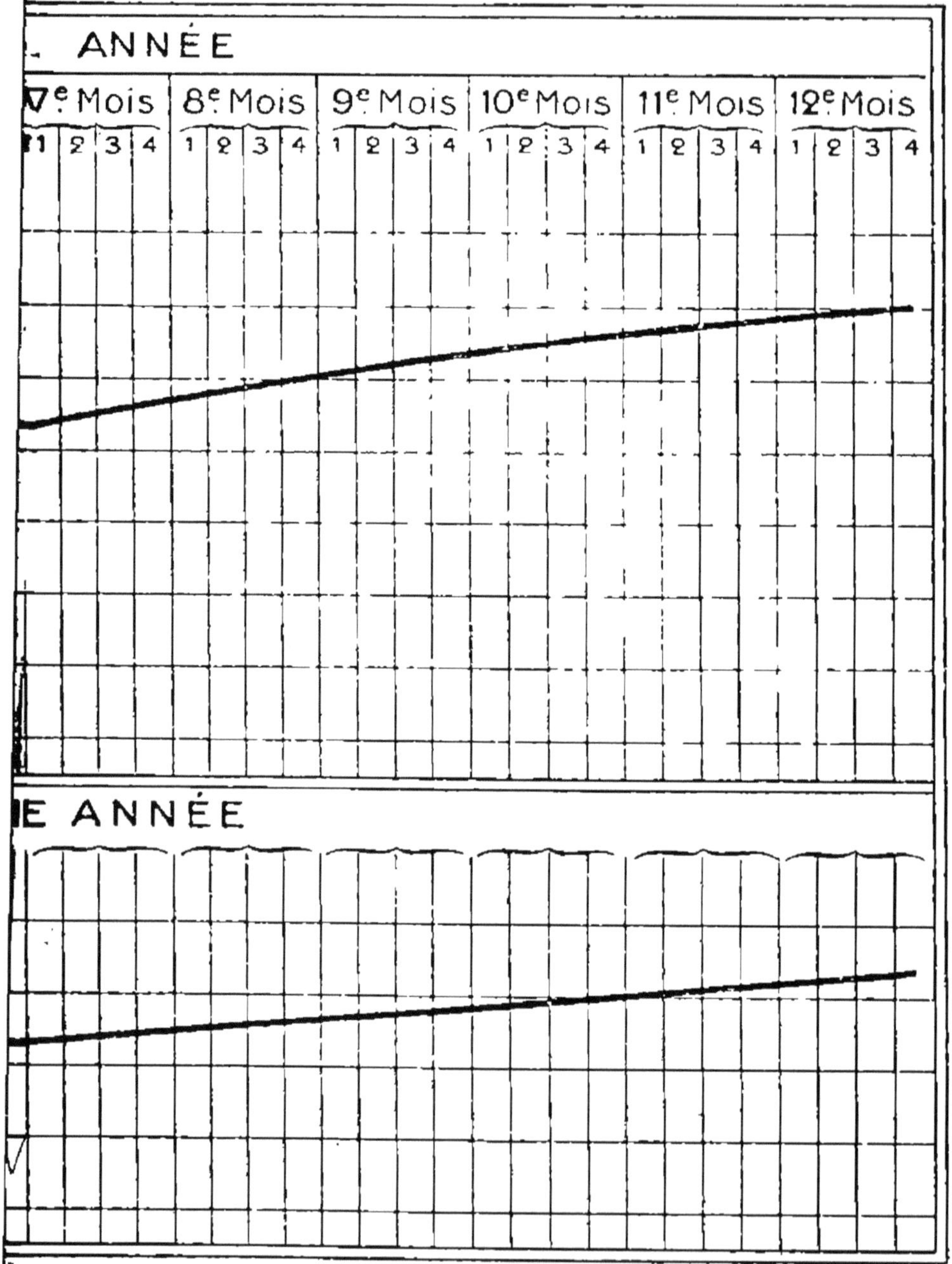

... ANNÉE

7e Mois				8e Mois				9e Mois				10e Mois				11e Mois				12e Mois			
1	2	3	4	1	2	3	4	1	2	3	4	1	2	3	4	1	2	3	4	1	2	3	4

...E ANNÉE

...s chacunes d'elles, inscrire tous les 8 jours par un point la pesée ...un trait, on aura la courbe des poids constatés pendant l'année. ...dant la 1re et 2e année.

Quelle quantité de lait donner? Dans l'allaitement mixte, le lait donné au biberon vient en principe remplacer la quantité manquante dans l'allaitement de la mère. Contrôler les prises journalières de poids et se reporter, à ce sujet, au même paragraphe de l'allaitement maternel.

L'ALLAITEMENT ARTIFICIEL.

Il donne des résultats *très inférieurs* à l'allaitement par la mère ou à l'allaitement mixte; il ne sera institué que si la mère est dans *l'impossibilité absolue* de nourrir. Les règles concernant

TABLEAU DE RÉGIME

pour enfants allaités artificiellement (Lait de vache)

AGE	QUANTITÉ DE LAIT PAR 24 HEURES				
1er jour	0				
2e —	50 gr.	additionnés de		50 gr.	d'eau sucrée
3e —	75 —	—		75 —	—
4e —	100 —	—		100 —	—
5e —	125 —	—		125 —	—
6e —	150 —	—		150 —	—
7e —	175 —	—		175 —	—
15e —	250 —	—		250 —	
22e —	300 —	—		300 —	—
1er mois	380 —	—		190 —	—

2e mois	560 gr. pur	9e mois ...	875 gr. pur
3e au 6e mois	700 — —	10e — ...	925 — —
7e mois	750 — —	11e — ...	950 — —
8e —	775 — —	12e — ...	1050 — —

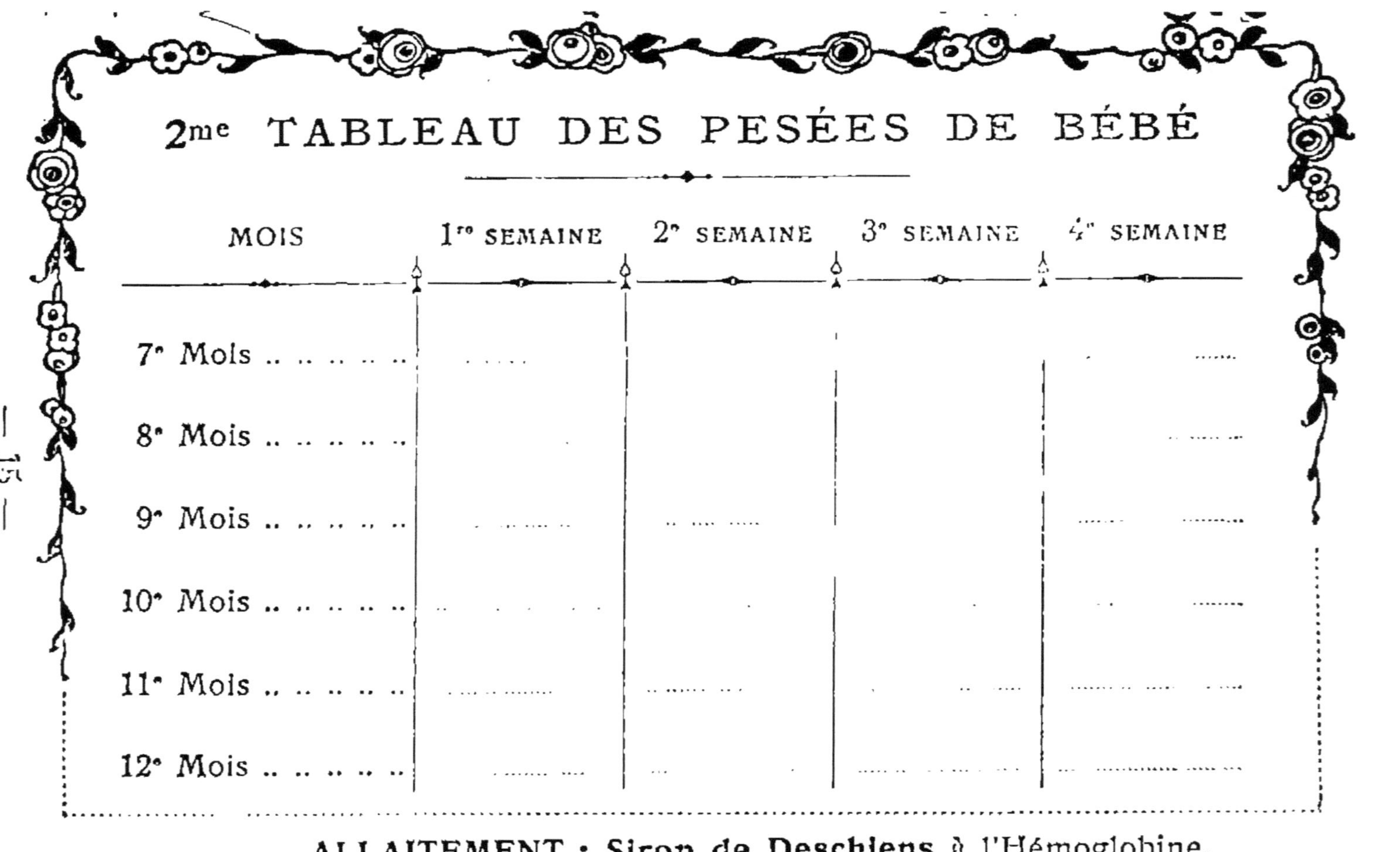

2me TABLEAU DES PESÉES DE BÉBÉ

MOIS	1re SEMAINE	2e SEMAINE	3e SEMAINE	4e SEMAINE
7e Mois				
8e Mois				
9e Mois				
10e Mois				
11e Mois				
12e Mois				

le coupage du lait, la stérilisation, etc., que nous avons énoncées ci-dessus s'appliquent ici.

Quantité de lait à donner? Se baser sur l'augmentation régulière du poids, comme dans l'allaitement mixte. A titre d'indication, nous donnons page 15 le tableau établi par M. le Professeur Fabre.

LE SEVRAGE.

Le sevrage sera lent et progressif.

Vers le 8e mois, on remplacera une tétée par un biberon de lait de vache et ainsi de suite à raison de une tétée remplacée par un biberon de lait de vache par quinzaine. Vers le 12e ou le 14e mois, on supprimera la dernière tétée.

La bonne saison de sevrage définitif est l'automne ou le printemps. On évitera de sevrer pendant les mois chauds. On ne sevrera pas non plus en période de pousse de dents.

Ce n'est que lorsque toutes les tétées seront remplacées par du lait de vache, c'est-à-dire vers le 12e mois, que l'on donnera les premières bouillies : d'abord très claires, au biberon, puis de plus en plus épaisses et à la cuillère. Le nombre de 3 bouillies par jour ne doit pas être dépassé, l'enfant doit, en outre, boire le contenu de 3 bouteilles de lait renfermant chacune 300 gr. de lait stérilisé sucré, ce qui fait 6 repas par jour (Professeur Fabre).

Les farines dont on fera les bouillies seront les suivantes : arrow-root, crème de riz, crème d'orge, crème d'avoine. Il sera bon de les varier.

Vers le 15e mois, on ajoutera aux bouillies un

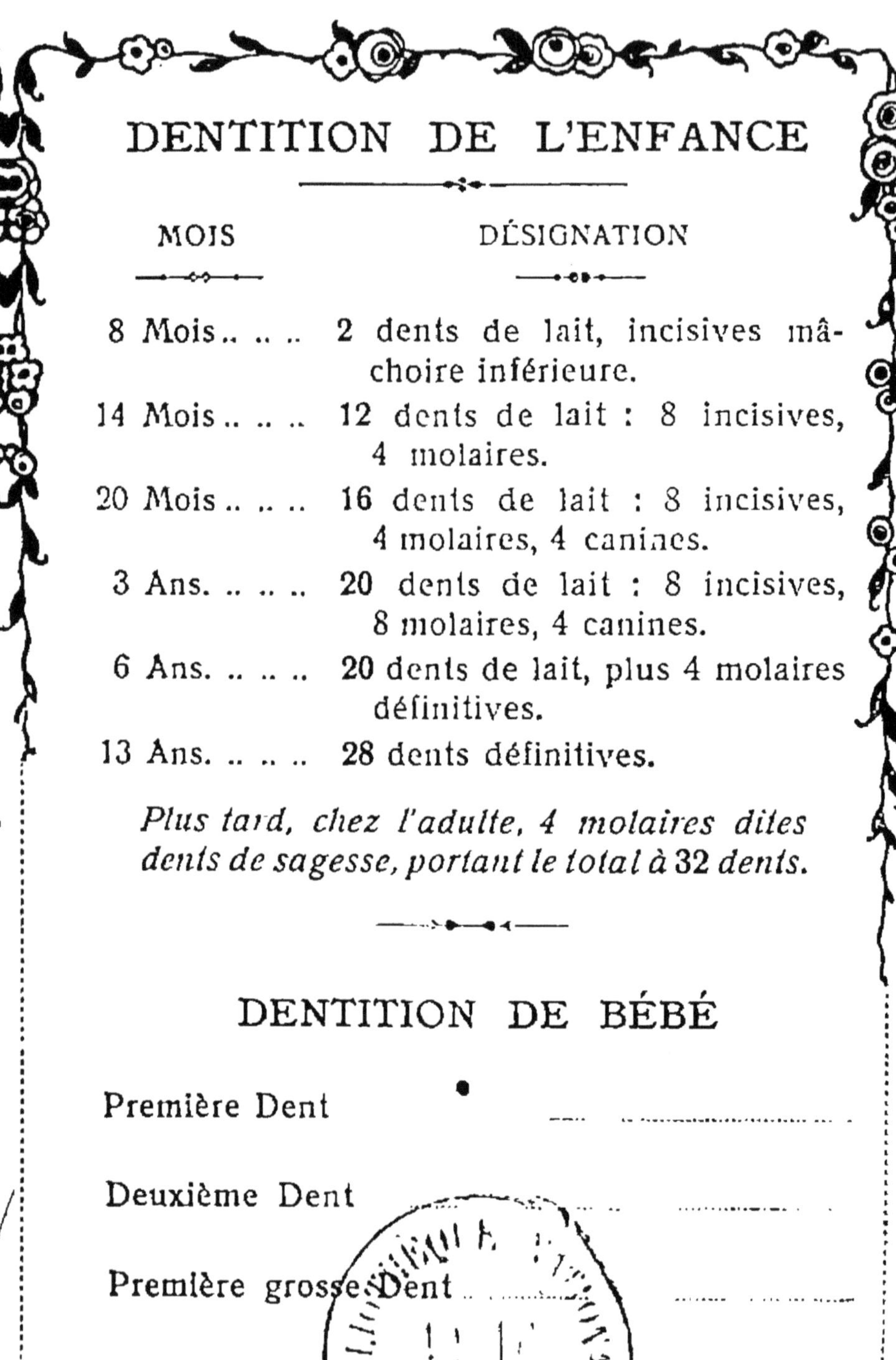

DENTITION DE L'ENFANCE

MOIS	DÉSIGNATION
8 Mois..	2 dents de lait, incisives mâchoire inférieure.
14 Mois..	12 dents de lait : 8 incisives, 4 molaires.
20 Mois..	16 dents de lait : 8 incisives, 4 molaires, 4 canines.
3 Ans.	20 dents de lait : 8 incisives, 8 molaires, 4 canines.
6 Ans.	20 dents de lait, plus 4 molaires définitives.
13 Ans.	28 dents définitives.

Plus tard, chez l'adulte, 4 molaires dites dents de sagesse, portant le total à 32 dents.

DENTITION DE BÉBÉ

Première Dent ....

Deuxième Dent ....

Première grosse Dent ....

jaune d'œuf, puis, un œuf entier, puis, de la purée de pommes de terre et des pâtes.

On ne commencera à donner des viandes blanches que vers 2 ans 1/2, 3 ans.

LES DENTS.

L'ordre d'apparition et le nombre des dents de lait est indiqué dans le tableau, page 17.

Les petits accidents de la pousse des dents sont indiqués (page 21).

HABILLEMENT.

Nouveau-Né. — Le maillot ne doit pas être trop serré, il ne faut jamais intercaler de toile ou de tissus imperméables entre les langes et le maillot. A *6 mois*, remplacer le maillot par une culotte de flanelle et une jupe longue recouvrant les pieds qui seront chaussés de laine. Le vêtement de l'enfant devra toujours laisser toute liberté aux mouvements et à la respiration, la laine en est la base.

PROPRETÉ.

C'est une condition importante de la santé de l'enfant. Un bain tiède (36-37°), avec savonnage du corps et de la tête, tous les jours, pendant quelques minutes, est une nécessité. Changer l'enfant chaque fois qu'il s'est souillé. Les paupières, les oreilles, les narines, seront nettoyées tous les jours avec un tampon d'ouate imbibée d'eau bouillie. Les mains seront très fréquemment lavées.

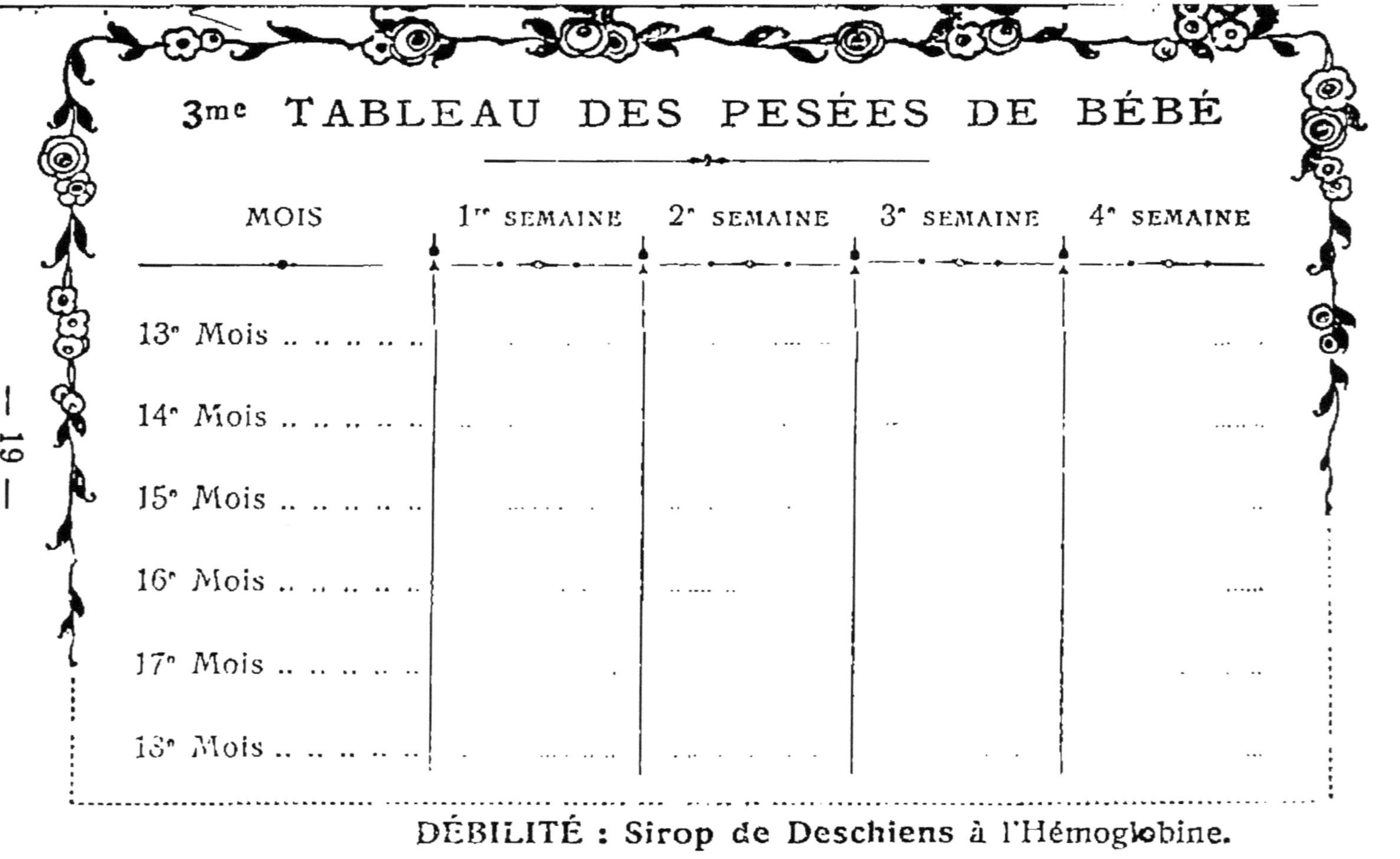

3me TABLEAU DES PESÉES DE BÉBÉ

MOIS	1re SEMAINE	2e SEMAINE	3e SEMAINE	4e SEMAINE
13e Mois				
14e Mois				
15e Mois				
16e Mois				
17e Mois				
13e Mois				

DÉBILITÉ : Sirop de Deschiens à l'Hémoglobine.

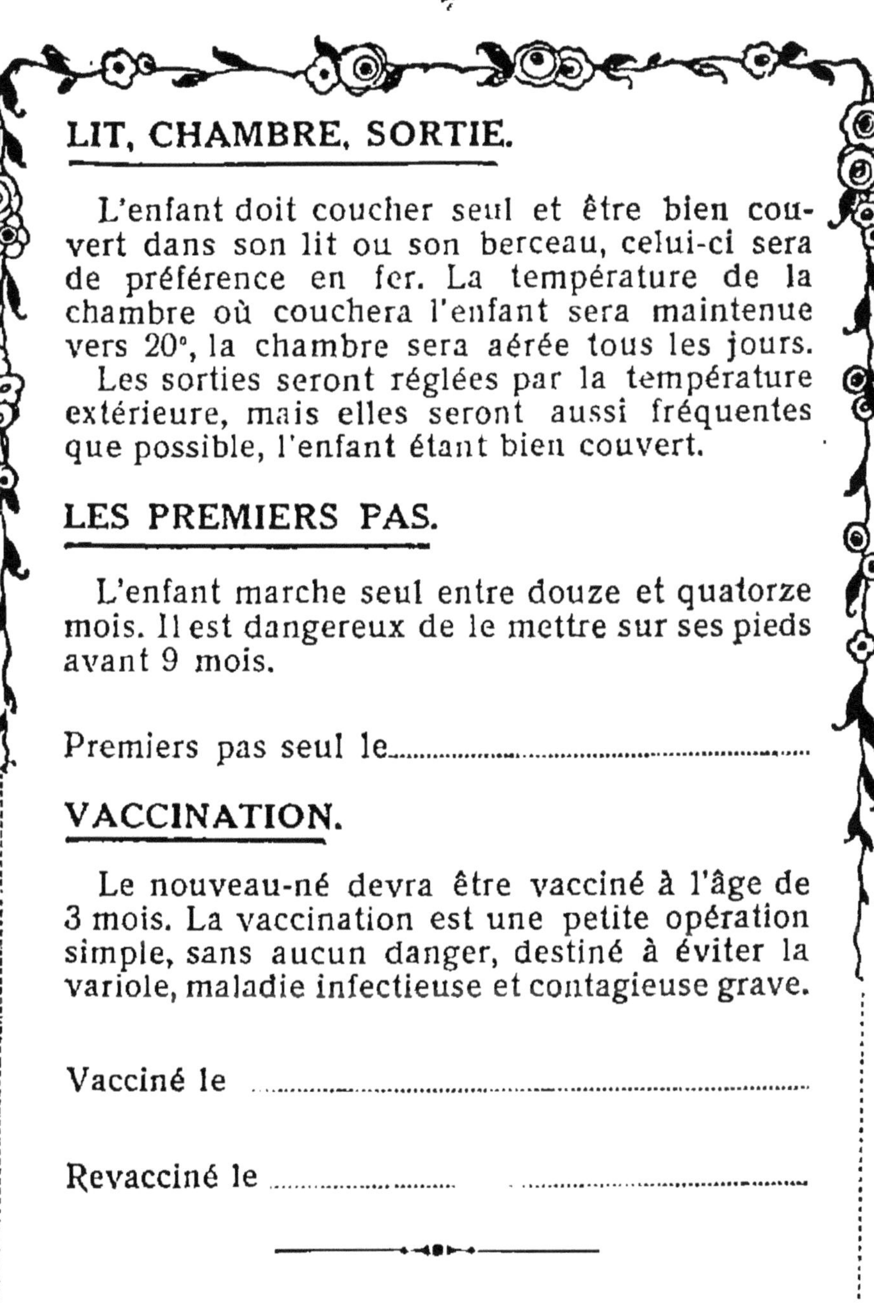

LIT, CHAMBRE, SORTIE.

L'enfant doit coucher seul et être bien couvert dans son lit ou son berceau, celui-ci sera de préférence en fer. La température de la chambre où couchera l'enfant sera maintenue vers 20°, la chambre sera aérée tous les jours.

Les sorties seront réglées par la température extérieure, mais elles seront aussi fréquentes que possible, l'enfant étant bien couvert.

LES PREMIERS PAS.

L'enfant marche seul entre douze et quatorze mois. Il est dangereux de le mettre sur ses pieds avant 9 mois.

Premiers pas seul le..

VACCINATION.

Le nouveau-né devra être vacciné à l'âge de 3 mois. La vaccination est une petite opération simple, sans aucun danger, destiné à éviter la variole, maladie infectieuse et contagieuse grave.

Vacciné le ....

Revacciné le ....

PREMIERS SOINS

A DONNER EN ATTENDANT LE MÉDECIN

Coliques. — En attendant l'arrivée du docteur, appliquer sur le ventre un cataplasme chaud, *mais non brûlant,* de farine de lin, ou une serviette-éponge imbibée d'eau chaude et *non brûlante.*

Constipation. — Donner un suppositoire (modèle pour enfant) ou un petit lavement tiède à la glycérine. Si l'on n'obtient pas de résultat et que le médecin soit éloigné, donner une cuillerée à café d'huile de ricin entre les deux tétées du matin.

Convulsions. — Faire respirer quelques gouttes d'éther, appeler le médecin.

Coqueluche peut se compliquer. Appeler le médecin. L'enfant doit être isolé tant que durera la maladie.

Dents. — La pousse des dents provoque parfois des accidents et des malaises : Salivation, irritation des gencives, aphtes, muguet, insomnie, diarrhée, vomissements, quintes de toux, éruption sur la peau, diminution du poids. Elle peut déterminer des désordres sérieux et le médecin doit toujours être consulté.

Diarrhée. — Toute diarrhée qui dure plus d'une journée, peut être le début d'un état grave. Lorsque les selles deviennent glaireuses, lorsqu'elles verdissent au contact de l'air, supprimer l'alimentation et donner de l'eau bouillie, additionnée, au besoin, d'une cuillerée à bouche d'eau de chaux, ou de l'eau de Vals. Si la diarrhée ne cesse pas ou si l'enfant pâlit et si son visage se creuse, prévenir immédiatement le médecin.

Éruptions sur la peau. — Dans l'eczéma et les erythèmes, régler les tétées et les selles. Dans la gourme, poudrer avec du talc et appliquer des compresses de gazes imprégnées d'eau d'amidon, pour faire tomber les croûtes, régler les tétées et les selles. Si l'éruption s'étend, prévenir le médecin.

Fièvre. — La peau est sèche et brûlante, le visage rouge, les yeux brillants, l'enfant est agité ou en torpeur. Prendre la température dans le rectum, si elle est élevée à 38°5-39°, prévenir le médecin. Se souvenir que les enfants fiévreux peuvent atteindre des températures très élevées (40°-41°), bien plus élevées qu'un adulte. S'en inquiéter, mais ne pas s'affoler.

Indigestion. — Se traduit par des régurgitations alimentaires, ou par des vomissements et des selles liquides précédées de coliques.

Mettre l'enfant à l'eau bouillie pendant vingt-quatre heures. Avoir une bonne hygiène alimentaire, *ne pas forcer à manger un enfant qui refuse.*

Rhume de Cerveau ou Coryza. — La gêne apportée à la respiration peut empêcher l'enfant de téter, l'alimenter alors à la cuillère, envelopper les pieds de bottes d'ouate et de tafetas gommé.

Rougeole. — Lorsque l'enfant présente du larmoiement, du coryza (rhume de cerveau), lorsqu'il tousse et a de la fièvre, regarder son visage et sa peau. Si l'on observe de petites taches rouges commençant par la face et s'étendant au cou et au tronc, penser à la rougeole, le mettre au lit, et prévenir le médecin. La rougeole est très contagieuse.

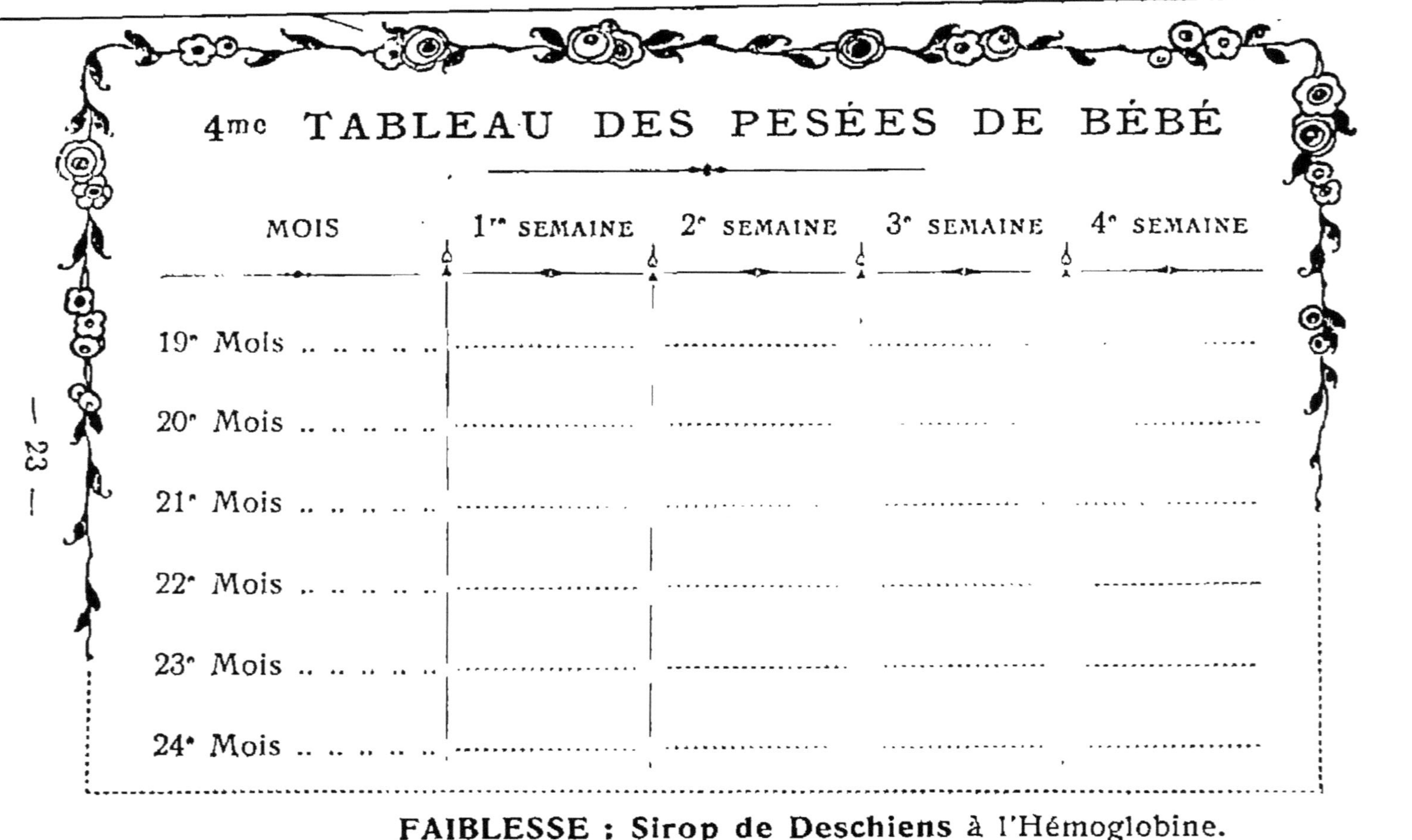

4me TABLEAU DES PESÉES DE BÉBÉ

MOIS	1re SEMAINE	2e SEMAINE	3e SEMAINE	4e SEMAINE
19e Mois	....	....	....	....
20e Mois	....	....	....	....
21e Mois	....	....	....	....
22e Mois	....	....	....	....
23e Mois	....	....	....	....
24e Mois	....	....	....	....

FAIBLESSE : Sirop de Deschiens à l'Hémoglobine.

Scarlatine. — Lorsque l'enfant a de la fièvre et présente une coloration rouge sombre de la peau, songer à la scarlatine, le mettre au lit et prévenir le médecin. La scarlatine est une maladie contagieuse.

Toux. — C'est un avertissement dont il faut toujours tenir compte et qui peut indiquer une maladie sérieuse. Coucher l'enfant chaudement avec des bottes ouatées aux jambes, envelopper le thorax dans l'ouate, appliquer un cataplasme de farine de lin sur le dos, et appeler le médecin.

Varicelle. — On voit apparaître de petites taches sur lesquelles se développe de petites perles de liquide, qui se dessèchent rapidement. Ces manifestations s'accompagnent d'une fièvre légère. La varicelle est peu grave, mais contagieuse, elle peut se compliquer et le médecin doit être consulté.

Vomissements. — Ils tiennent généralement à une faute d'alimentation et à la suralimentation. On peut observer de simples régurgitations à la fin de la tétée, qui sont déjà un signe d'encombrement des voies digestives. Dans d'autres cas, apparaissent des vomissements tardifs avec présence de lait caillé d'odeur aigre, et de glaires, ils traduisent un embarras gastrique glaireux.

Il faudra régulariser les tétées, diminuer leur durée, avoir enfin une bonne hygiène alimentaire. (Voir les paragraphes relatifs à l'alimentation).

Lorsque les troubles que nous venons de signaler s'accentuent ou prennent un caractère habituel, lorsque la fièvre survient, lorsque des éruptions suspectes apparaissent sur la peau de l'enfant, *ne jamais négliger d'appeler le médecin.*

www.ingramcontent.com/pod-product-compliance
Ingram Content Group UK Ltd.
Pitfield, Milton Keynes, MK11 3LW, UK
UKHW020226180726
13838UKWH00005B/2225